하자,
살 빼기

1주 비만, 제대로 알기

2주 알맞게 먹는 습관

3주 자주 움직이는 운동 습관

4주 건강하게 지내는 생활 습관

내 몸을 알자

건강하려면 내 몸에 대해 잘 알아야 합니다.
아래에 있는 칸에 나의 몸에 대해서 적어 보세요.

키

몸무게

허리둘레

비만 확인하기

나의 키, 몸무게, 허리둘레로 비만인지 확인해 볼 수 있어요.
책 『쉽다, 살 빼기』 16쪽을 확인합니다.
내 몸은 어떤 상태인가요? ✔ 표시하세요.

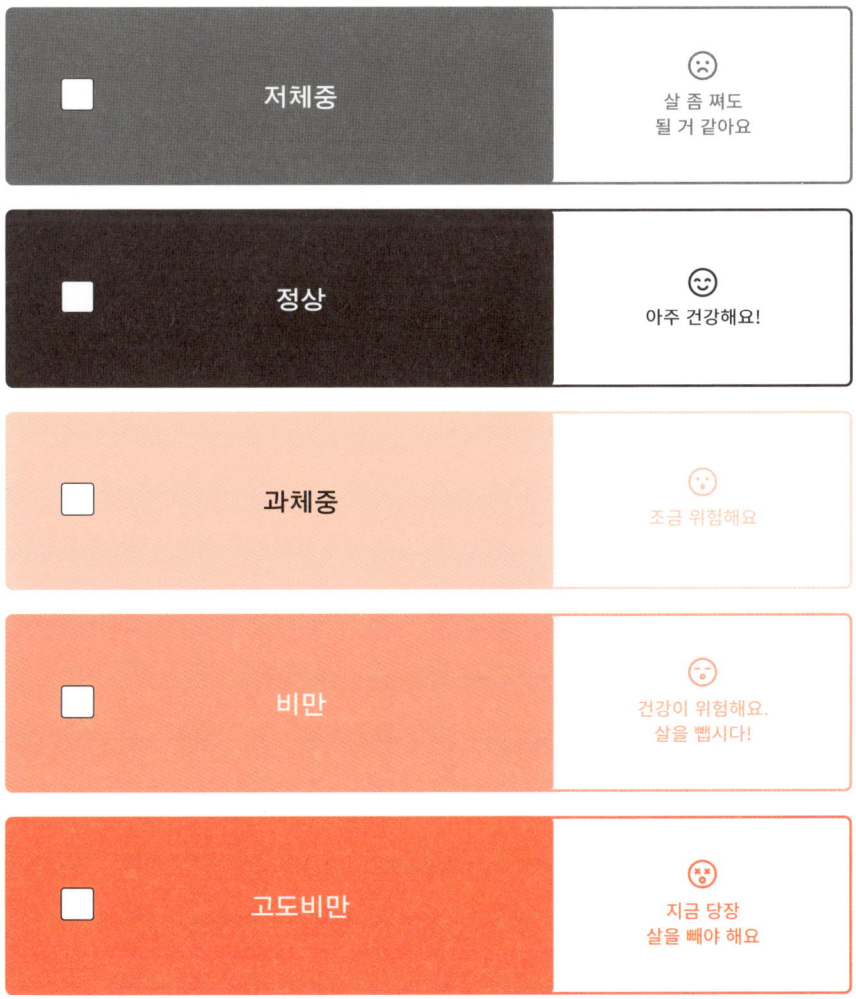

생각해 보기

살 빼고 싶다는 생각을 해 본 적이 있나요?
언제 그런 생각이 드나요?

- 작년에는 잘 맞던 옷이 안 맞을 때

-

-

-

비만이 되는 습관

아래에는 비만이 되는 습관이 나와 있습니다.
내게 맞는 것에 ✔ 표시하세요. 모두 몇 개인가요?

- ☐ 배고프면 아무 때나 먹는다.
- ☐ 좋아하는 음식이 있어야 밥을 먹는다.
- ☐ 채소와 과일은 잘 먹지 않는다.
- ☐ TV나 휴대폰을 보면서 밥을 먹는다.
- ☐ 맛있는 음식이라면 배가 불러도 계속 먹는다.
- ☐ 술 마시는 걸 즐긴다.
- ☐ 먹고 바로 눕는다.
- ☐ 가까운 거리도 버스나 택시로 간다.
- ☐ 움직이거나 운동하는 걸 좋아하지 않는다.
- ☐ 밤늦게 잔다.
- ☐ 먹는 걸로 스트레스를 푼다.

0-4개 ☺
와우! 이미 건강한 습관을 가지고 있군요!

5-8개 ☺
안 좋은 습관이 조금 있네요.
앞으로 노력해 봐요~

9-11개 ☹
이런! 비만이 되는 습관이 너무 많군요.
우리 함께 고쳐 나가요!

나의 다짐

살을 빼기 위해 목표를 세우고 굳게 다짐하는 시간입니다.
빈칸에 목표를 적은 후 큰 소리로 읽어 보세요.

1. 내가 원하는 몸무게는 _____ kg 입니다.

2. 내가 원하는 허리둘레는 _____ cm 입니다.

3. 원하는 만큼 살이 빠질 때까지 열심히 노력하겠습니다.

4. 먹는 걸 줄이거나 운동하는 게 힘들어도 견디겠습니다.

5. 건강에 안 좋은 습관을 고치겠습니다.

1주가 끝났어요. 아래 질문에 답해 보세요.

1. <비만, 제대로 알기> 활동을 하면서 새롭게 알게 된 것이 있나요?

2. 원하는 만큼 살을 빼면 기분이 어떨 것 같나요?

1주 <비만, 제대로 알기> 활동을 하면서
느낀 것을 자유롭게 적어 보세요.

1주 · 비만, 제대로 알기

2주 · 알맞게 먹는 습관

3주 · 자주 움직이는 운동 습관

4주 · 건강하게 지내는 생활 습관

골고루 먹으면 더 건강해져요

① 곡류 ② 고기, 생선, 계란, 콩류 ③ 채소류
④ 과일류 ⑤ 우유, 유제품류 ⑥ 물
건강하고 싶다면 6가지 음식 종류를 골고루 먹어야 해요.

이 음식들은 어떤 음식 종류일까요?
정답을 찾아 선으로 이어 보세요.
책 『쉽다, 살 빼기』 39쪽을 보고 해도 좋아요.

두부 •   • 곡류

치즈 •   • 고기, 생선, 계란, 콩류

수박 •   • 채소류

오이 •   • 과일류

밥 •   • 우유, 유제품류

오늘 뭐 먹었지?

오늘 먹은 음식을 그림으로 그려 보세요.

아침	점심	저녁

오늘 먹은 음식의 재료는 무엇인가요?
6가지 음식 종류를 골고루 먹었는지 확인해 보세요.

☐  **곡류**
밥, 빵, 떡, 국수, 감자,
고구마, 옥수수 등

☐ 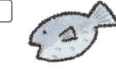 **고기, 생선, 계란, 콩류**
닭고기, 돼지고기, 생선, 계란,
두부, 견과류 등

☐  **채소류**
오이, 당근, 시금치, 가지,
호박, 버섯, 미역, 김 등

☐ **과일류**
배, 딸기, 사과, 수박, 복숭아,
과일주스 등

☐ 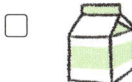 **우유, 유제품류**
우유, 치즈, 요구르트,
아이스크림 등

☐ **물**

밥 먹을 시간을 정하자

아침밥, 점심밥, 저녁밥 3끼를 꼭 챙겨 먹어야 건강합니다.
언제 먹을 건지 식사 시간을 정해 색칠해 보세요.

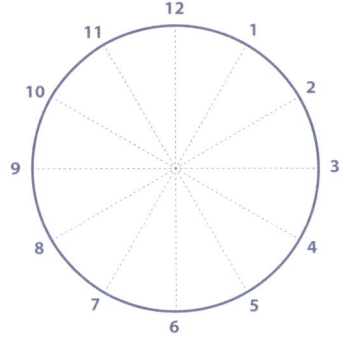

아침 식사 시간

_____ 시 _____ 분 ~
_____ 시 _____ 분

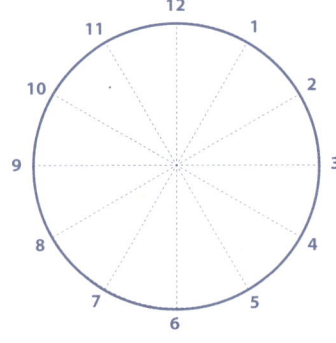

점심 식사 시간

_____ 시 _____ 분 ~
_____ 시 _____ 분

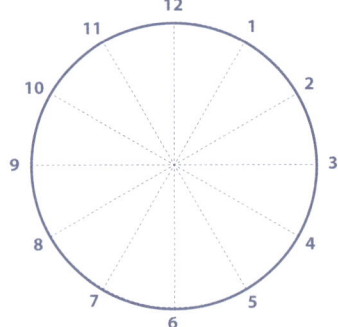

저녁 식사 시간

_____ 시 _____ 분 ~
_____ 시 _____ 분

필요한 만큼만 먹자

음식은 꼭 필요한 만큼만 먹는 것이 좋습니다.
이런 상황엔 어떻게 하는 게 좋을까요?
맞는 그림에 동그라미를 그려 보세요.

1. 눈앞에 음식이 있는데, 배가 고프지는 않다.

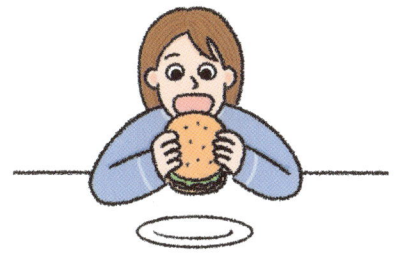 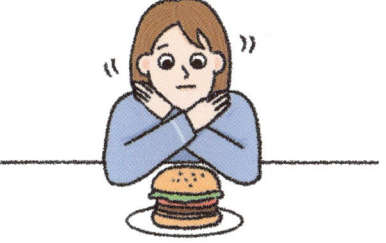

음식이 있으면 먹는 게
당연하다.

배가 안 고프니까
안 먹는다.

2. 배부르게 먹었는데, 음식이 남았다.

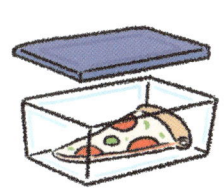 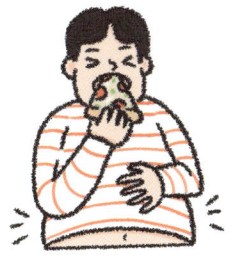

깨끗한 용기에 옮겨 담았다가
다음에 먹는다.

아까우니까 남기지 않고
다 먹는다.

보기 좋은 음식이 맛도 좋다

오랜만에 친구들이 집에 놀러 왔습니다.
삼겹살, 버섯, 양파를 노릇노릇하게 구웠어요.
상추도 씻어 놓았고, 쌈장도 있습니다.
아끼는 예쁜 접시도 꺼내 놓았습니다.
이 음식들을 어떻게 담아야 예쁘게 담을 수 있을까요?

이 책 맨 뒤에 있는 그림을 오려서
나만의 접시를 완성해 보세요.

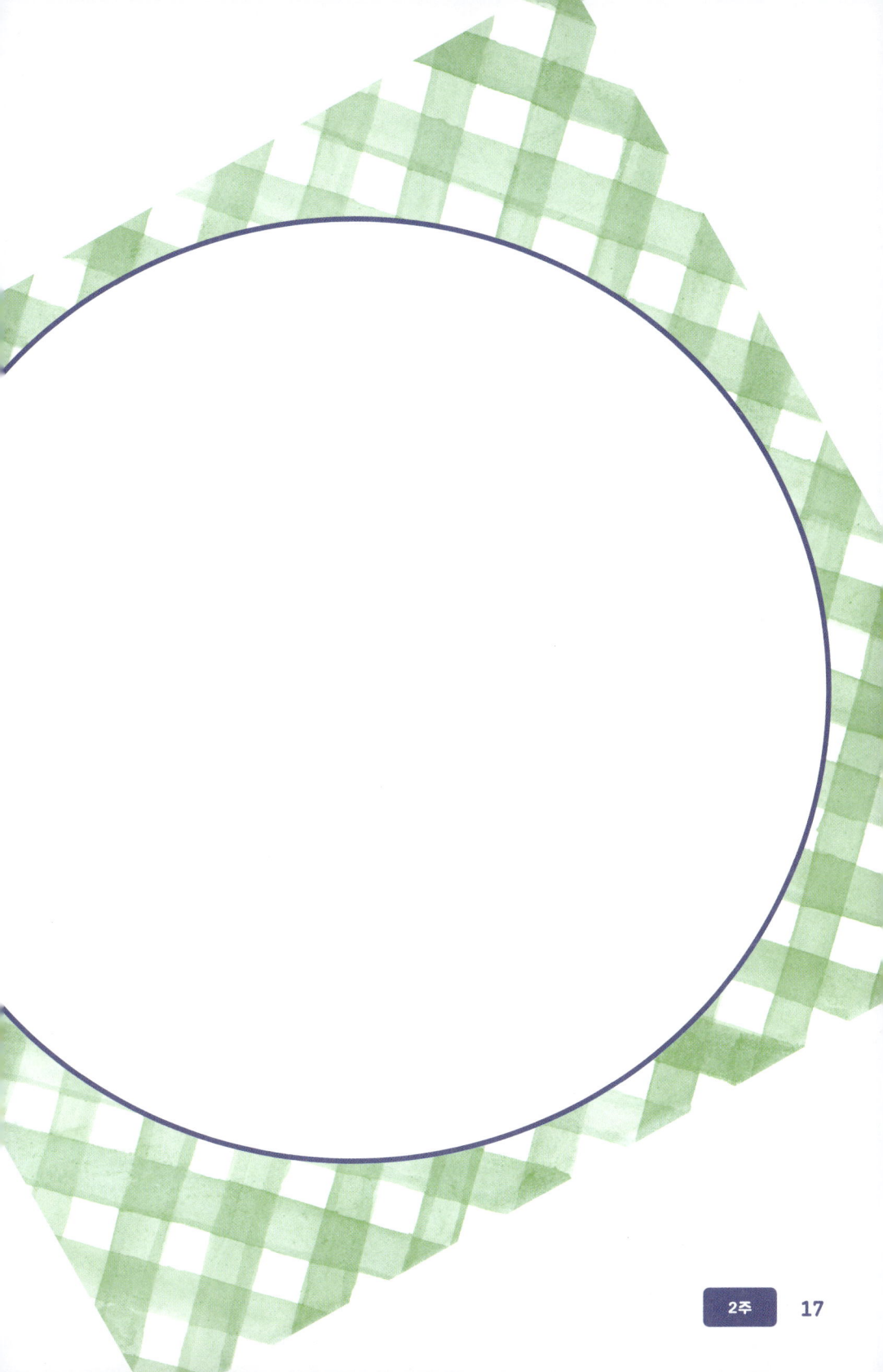

음식은 이곳에서 먹어요

음식은 어디서 먹어야 할까요?
올바른 장소를 찾아보세요.

①
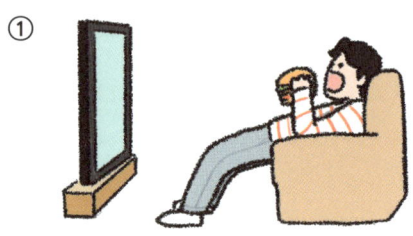

②
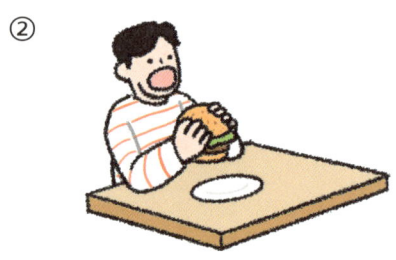

③
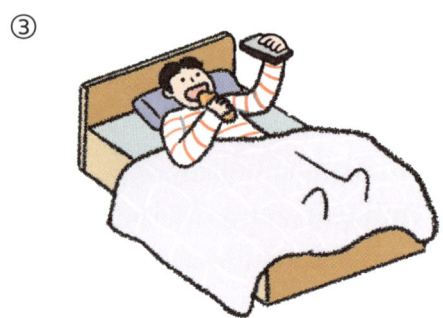

정답 ②번

2주가 끝났어요. 아래 질문에 답해 보세요.

1. <알맞게 먹는 습관> 활동을 하면서 새롭게 알게 된 것이 있나요?

　
　

2. 좋아하는 음식 중에 건강을 위해 줄여야 할 음식이 있나요?

　
　

2주 <알맞게 먹는 습관> 활동을 하면서
느낀 것을 자유롭게 적어 보세요.

1주 　비만, 제대로 알기

2주 　알맞게 먹는 습관

3주 　자주 움직이는 운동 습관

4주 　건강하게 지내는 생활 습관

운동 습관 알아보기

나는 평소에 얼마큼 운동을 하고 있을까요?
내게 맞는 것에 ✔ 표시하세요. 모두 몇 개인가요?

- [ ] 밖에 나가서 노는 것보다는 집에 있는 걸 좋아한다.
- [ ] 지난 1달 동안 운동을 한 적이 없다.
- [ ] 계단보다는 엘리베이터를 많이 이용한다.
- [ ] 가까운 거리도 버스나 택시로 간다.
- [ ] 움직이는 게 귀찮다.

0-1개 ☺
이미 운동을 열심히 하고 있네요!

2-3개 ☺
좋은 운동 습관을 갖고 있네요. 하지만, 조금만 더 노력하면 좋겠어요!

4-5개 ☹
이런, 당신은 운동이 부족해요! 앞으로 함께 노력해 봐요!

여러 가지 운동들

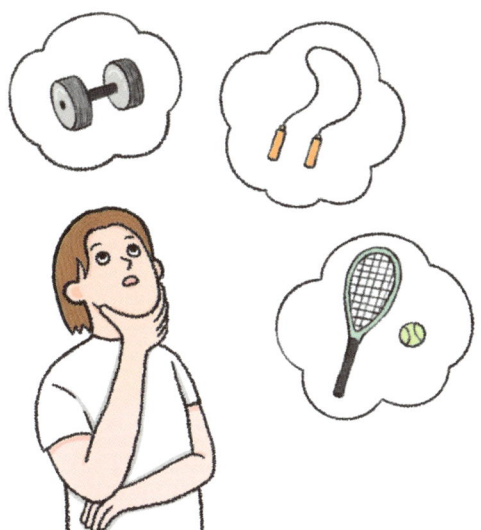

어떤 운동을 해야 하나요?

좋아하는 운동이면 무엇이든 좋습니다.
책 『쉽다, 살 빼기』 50쪽을 보고 내게 맞는 운동을 찾아보세요.

얼마나 자주 해야 하나요?

생활 속 운동은 매일, 유산소 운동은 1주일에 3~5번,
근육 운동은 1주일에 2~3번 합니다.

한 번 할 때 얼마나 해야 하나요?

유산소 운동은 30분 이상, 근육 운동은 15~30분 합니다.

운동 계획 세우기

어떤 운동을 몇 분 동안 할 것인지
나만의 운동 계획을 세워 보세요.

생활 속 운동

- 걷기　　　　　　　　　　분　　• 계단 이용하기　　　　　분

- 틈틈이 움직이기　　　　분　　• 집안일 하기　　　　　　분

유산소 운동

- 무릎 올려 박수 치기　　분　　• 팔 벌리며 뛰기　　　　분

- 개구리 뛰기　　　　　　분　　• 다리 끌어당기기　　　분

근육 운동

- 벽 대고 팔굽혀펴기　　분　　• 엉덩이 들어 올리기　　분

- 플랭크　　　　　　　　　분　　• 의자 스쿼트　　　　　　분

3주가 끝났어요. 아래 질문에 답해 보세요.

1. <자주 움직이는 운동 습관> 활동을 하면서 새롭게 알게 된 것이 있나요?

_____
_____

2. 운동의 좋은 점은 무엇일까요?

_____
_____

3주 <자주 움직이는 운동 습관> 활동을 하면서
느낀 것을 자유롭게 적어 보세요.

_____
_____
_____

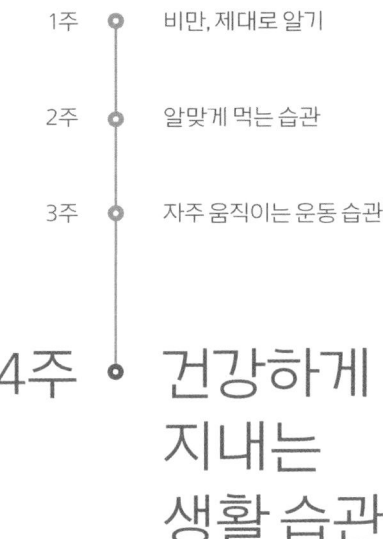

1주   비만, 제대로 알기

2주   알맞게 먹는 습관

3주   자주 움직이는 운동 습관

4주   건강하게 지내는 생활 습관

스트레스를 이겨 내자

마음이 건강해야 몸도 건강합니다.
나의 스트레스는 무엇인지
스트레스를 없애기 위해 내가 할 수 있는 일은
무엇인지 적어 보세요.

1. 내가 받는 스트레스

_____

_____

_____

2. 스트레스를 없애기 위해 내가 할 수 있는 일

_____

_____

_____

푹 자고 싶다면

푹 자고 싶다면 꼭 기억해야 할 게 있습니다.
책 『쉽다, 살 빼기』 105쪽부터 107쪽을 보고
아래 빈칸을 채워 보세요.

시간

- 매일 _____ 시간에 자고 일어나자.
- 낮에 규칙적으로 _____ 하자.
- _____ 을 자지 말자.

음식

- 저녁에 _____ 을 피하자.
- 저녁에는 _____ 먹자.
- _____ 을 피하자.

습관

- 자기 전에 _____ 을 보지 말자.
- _____ 를 보지 말자.
- _____ 에선 잠만 자자.

내게 맞는 취미는 뭘까?

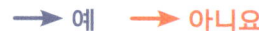

재밌는 취미가 있으면 스트레스도 줄어듭니다.
내게 잘 맞는 취미를 찾아보세요.

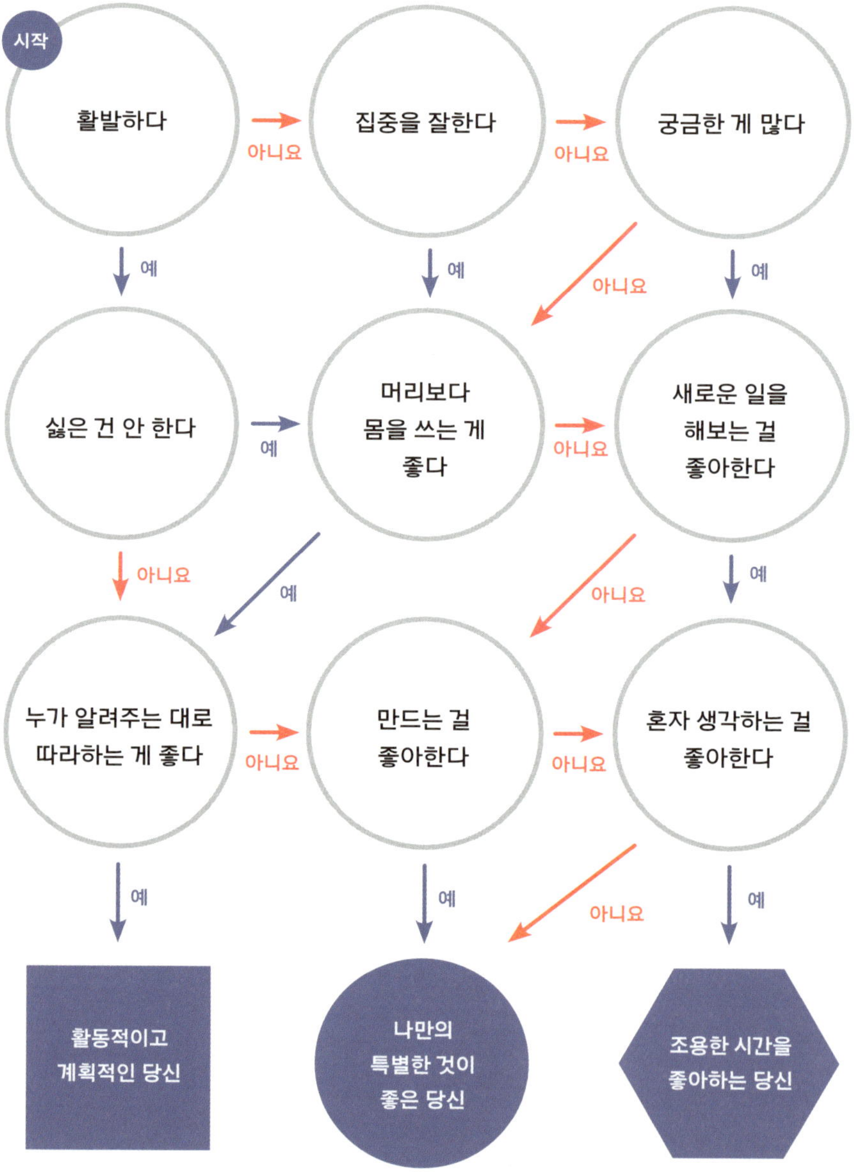

시작 → 활발하다
- 아니요 → 집중을 잘한다
  - 아니요 → 궁금한 게 많다
    - 아니요 → 머리보다 몸을 쓰는 게 좋다
    - 예 → 새로운 일을 해보는 걸 좋아한다
      - 예 → 혼자 생각하는 걸 좋아한다
        - 예 → **조용한 시간을 좋아하는 당신**
        - 아니요 → **나만의 특별한 것이 좋은 당신**
      - 아니요 → 만드는 걸 좋아한다
  - 예 → 머리보다 몸을 쓰는 게 좋다
- 예 → 싫은 건 안 한다
  - 예 → 머리보다 몸을 쓰는 게 좋다
    - 예 → 새로운 일을 해보는 걸 좋아한다
    - 아니요 → 만드는 걸 좋아한다
      - 예 → **나만의 특별한 것이 좋은 당신**
      - 아니요 → 혼자 생각하는 걸 좋아한다
  - 아니요 → 누가 알려주는 대로 따라하는 게 좋다
    - 예 → **활동적이고 계획적인 당신**
    - 아니요 → 만드는 걸 좋아한다

활동적이고 계획적인 당신

악기 연주, 운동, 요리 같은 취미가
잘 어울릴 거 같아요.

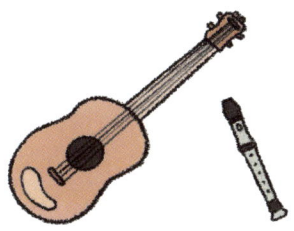

나만의 특별한 것이 좋은 당신

사진이나 영상 찍기, 그림 그리기,
만들기 같은 취미가 잘 어울릴 거 같아요.

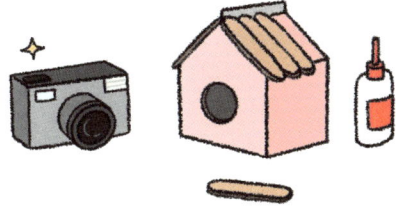

조용한 시간을 좋아하는 당신

영화 보기, 책 읽기, 모으기 같은 취미가
잘 어울릴 거 같아요.

습관 일기 쓰기

일기를 쓰면서 알맞게 먹는 습관,
자주 움직이는 운동 습관, 건강하게 지내는 생활 습관을
잘 지키고 있는지 돌아봅니다.
잘 지켰다면 나를 마음껏 칭찬해 주세요.
못 지켰어도 괜찮아요. 내일 조금 더 힘내 봅시다.
이 책 36쪽에 있는 <습관 일기>를 활용해 보세요.
<습관 일기>는 소소한소통 홈페이지에서
다운로드해 사용할 수 있습니다.

다운로드하는 방법

소소한소통 홈페이지 → 뉴스 → 자료 → 쉽다, 살 빼기 <습관 일기>
www.sosocomm.com

4주가 끝났어요. 아래 질문에 답해 보세요.

1. <건강하게 지내는 생활 습관> 활동을 하면서 새롭게 알게 된 것이 있나요?

2. 행복이란 무엇일까요?

4주 <건강하게 지내는 생활 습관> 활동을 하면서
느낀 것을 자유롭게 적어 보세요.

____2021____ 년 __6__ 월 __1__ 일 __화__ 요일 날씨 ____맑음____

● **먹는 습관**

아침	
음식 이름	삶은계란, 사과
음식 재료	달걀, 사과
먹은 곳	우리집 식탁
먹은 시간	아침 7시
맛 평가	★★☆☆☆

점심	
음식 이름	참치김치찌개, 잡곡밥
음식 재료	김치, 참치, 양파, 다진마늘, 대파, 두부
먹은 곳	집 근처 식당
먹은 시간	점심 12시 10분
맛 평가	★★★☆☆

저녁	
음식 이름	삼겹살, 흰쌀밥
음식 재료	돼지고기, 상추, 쌈장, 쌀
먹은 곳	우리집 식탁
먹은 시간	저녁 7시
맛 평가	★★★★★

간식
아이스커피 1잔 초콜릿 작은 거 2개

● 운동 습관

운동 이름	오늘의 운동 소감
팔 벌리며 뛰기, 엉덩이 들어 올리기	• 재밌었다 • 힘들었다 다리가 아파서 많이는 못 했는데 내일은 오늘보다 더 많이 하는 게 목표다.
운동 시간 팔 벌리며 뛰기: 10분 엉덩이 들어 올리기: 10분	
횟수 팔 벌리며 뛰기: 20번 엉덩이 들어 올리기: 25번	
생활 속 운동 밥 먹고 산책	

● 생활 습관

어제 잠든 시간	오늘 받은 스트레스
저녁 11시	아침에 버스가 너무 많이 막혀서 스트레스받았다. 하마터면 지각할 뻔했다.
오늘 일어난 시간 아침 7시	**스트레스를 없애기 위해 내가 할 수 있는 일** 내일은 오늘보다 5분 일찍 준비해야겠다.
술, 안주 먹기 ✗	

오늘의 평가

_____년 _____월 _____일 _____요일 날씨_____

● **먹는 습관**

아침	점심
음식 이름	음식 이름
음식 재료	음식 재료
먹은 곳	먹은 곳
먹은 시간	먹은 시간
맛 평가 ☆☆☆☆☆	맛 평가 ☆☆☆☆☆

저녁	간식
음식 이름	
음식 재료	
먹은 곳	
먹은 시간	
맛 평가 ☆☆☆☆☆	

● 운동 습관

운동 이름	오늘의 운동 소감
운동 시간	
횟수	
생활 속 운동	

● 생활 습관

어제 잠든 시간	오늘 받은 스트레스
오늘 일어난 시간	
	스트레스를 없애기 위해 내가 할 수 있는 일
술, 안주 먹기	

오늘의 평가 ☆☆☆☆☆

_____ 년 _____ 월 _____ 일 _____ 요일 날씨 _____

● 먹는 습관

아침
음식 이름

음식 재료

먹은 곳

먹은 시간

맛 평가 ☆☆☆☆☆

점심
음식 이름

음식 재료

먹은 곳

먹은 시간

맛 평가 ☆☆☆☆☆

저녁
음식 이름

음식 재료

먹은 곳

먹은 시간

맛 평가 ☆☆☆☆☆

간식

● 운동 습관

운동 이름	오늘의 운동 소감
운동 시간	
횟수	
생활 속 운동	

● 생활 습관

어제 잠든 시간	오늘 받은 스트레스
오늘 일어난 시간	
	스트레스를 없애기 위해 내가 할 수 있는 일
술, 안주 먹기	

오늘의 평가 ☆ ☆ ☆ ☆ ☆

_____년 _____월 _____일 _____요일 날씨_____

● 먹는 습관

아침
음식 이름

음식 재료

먹은 곳

먹은 시간

맛 평가 ☆☆☆☆☆

점심
음식 이름

음식 재료

먹은 곳

먹은 시간

맛 평가 ☆☆☆☆☆

저녁
음식 이름

음식 재료

먹은 곳

먹은 시간

맛 평가 ☆☆☆☆☆

간식

● 운동 습관

운동 이름	오늘의 운동 소감
운동 시간	
횟수	
생활 속 운동	

● 생활 습관

어제 잠든 시간	오늘 받은 스트레스
오늘 일어난 시간	
술, 안주 먹기	스트레스를 없애기 위해 내가 할 수 있는 일

오늘의 평가 ☆ ☆ ☆ ☆ ☆

하자, 살 빼기

초판 1쇄 발행 ○ 2021년 6월 15일
초판 2쇄 발행 ○ 2022년 12월 5일
지은이 ○ 건강의집 김창오 홍종원, 소소한소통

펴낸이 ○ 백정연
펴낸곳 ○ 소소한소통
편집 ○ 신수연
그림 ○ 이준엽
디자인 ○ 홍사강
출판등록 ○ 2018년 8월 1일 제2019-000093호
주소 ○ 서울특별시 영등포구 문래북로 116 트리플렉스 1504호
전화 ○ 02-2676-3974
팩스 ○ 02-2636-3975
이메일 ○ soso@sosocomm.com
홈페이지 ○ www.sosocomm.com

ISBN 979-11-91533-04-0 14330
ISBN 979-11-91533-02-6 (세트)

ⓒ소소한소통, 2021

16쪽 〈보기 좋은 음식이 맛도 좋다〉 그림   ━━━ 자르는 선

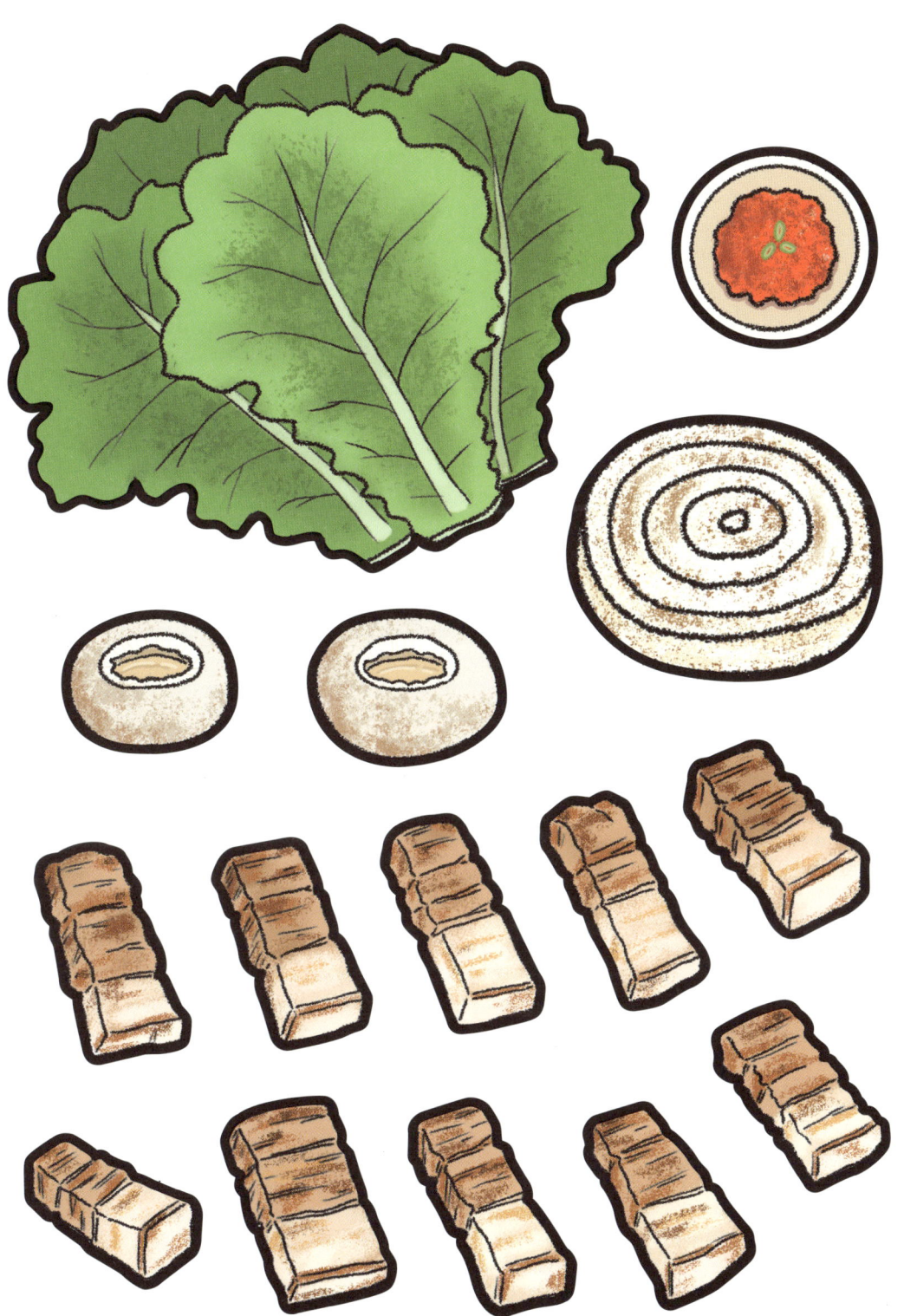